Mit freundlicher Empfehlung
überreicht durch

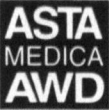

Epilepsie:

eine Information für die Praxis

Prof. Dr. med. Christian E. Elger, Bonn

DUV Springer Fachmedien Wiesbaden GmbH

Die Deutsche Bibliothek - CIP-Einheitsaufnahme

Elger, Christian:
Epilepsie: eine Information für die Praxis / [Autoren: Christian E. Elger;
Anke Brockhaus]. - Wiesbaden: Dt. Univ.-Verl., 1997
(DUV : Medizin)
ISBN 978-3-663-01652-6   ISBN 978-3-663-01651-9 (eBook)
DOI 10.1007/978-3-663-01651-9

Autoren: Prof. Dr. med. Christian E. Elger, Bonn
           Dr. med. Anke Brockhaus, Köln

Alle Rechte vorbehalten.

© Springer Fachmedien Wiesbaden 1997
Originally published by Deutscher Universitäts Verlag in 1997

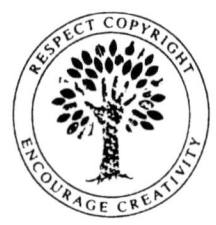

Das Werk einschließlich aller seiner Teile ist urheberrechtlich geschützt. Jede Verwertung außerhalb der engen Grenzen des Urheberrechtsgesetzes ist ohne Zustimmung des Verlages unzulässig und strafbar. Das gilt insbesondere für Vervielfältigungen, Übersetzungen, Mikroverfilmungen und die Einspeicherung und Verarbeitung in elektronischen Systemen.

Konzeption und Realisation: Jürgen Weser, Gütersloh
Herstellung: Gütersloher Druckservice GmbH, Gütersloh
Gedruckt auf chlorfrei gebleichtem und säurefreiem Papier

ISBN 978-3-663-01652-6

Vorwort

Epilepsie-Informationen für die Praxis

Die Analyse epidemiologischer Daten der Erkrankung *Epilepsie* und deren Übertragung auf die Bundesrepublik Deutschland hat gezeigt, daß offensichtlich ein nicht unbedeutender Teil von Epilepsie-Patienten nicht beim Facharzt für Neurologie, Psychiatrie oder Pädiatrie behandelt wird, sondern in allgemeinen ärztlichen oder internistischen Praxen. Auch die Routineüberwachungen zwischen den Besuchen beim Nervenarzt bzw. Pädiater finden in großer Zahl beim Allgemeinarzt statt. Schließlich ist noch bedeutsam, daß der Hausarzt in fast allen Fragen der medizinischen Behandlung erster Ansprechpartner für den Patienten ist. Dies gilt auch für die Epilepsie-Patienten.

Mit dem beiliegenden Büchlein wollen Frau Brockhaus und ich über die wichtigsten Fakten zum Thema *Epilepsie* informieren. Niedergelassene, nicht fachärztliche Kollegen sollen mit Hilfe dieser Informationen besser auf die Kommunikation mit speziellen Fachärzten vorbereitet werden. Darüber hinaus ist damit vielleicht auch eine Hilfe gegeben, die Fragen zahlreicher Patienten zu beantworten. Die Autoren würden sich freuen, wenn das Büchlein Anklang findet. Anregungen zur Verbesserung werden gerne entgegengenommen

Bonn, August 1997

C. E. Elger   A. Brockhaus

Anschriften der Autoren:

Prof. Dr. med. Christian E. Elger
Direktor der
Klinik für Epileptologie
der Universität Bonn
Sigmund-Freud-Str. 25
53127 Bonn

Dr. med. Anke Brockhaus
Klinik für Psychiatrie und Psychotherapie
der Universitätsklinik Köln
Josef-Stelzmann-Str. 9
50931 Köln

Inhalt

1.	**Differentialdiagnostische Einordnung**	7
1.1	Erster Anfall?	7
1.1.1	Nichtepileptische Anfälle	7
1.1.2	Epileptische Anfälle	9
1.2	Epilepsie	13
1.2.1	Definition	13
1.2.2	Epidemiologische Daten	13
1.2.3	Ätiologische Klassifikation	13
1.2.4	Epileptische Syndrome	14
2.	**Therapie mit Antiepileptika**	17
2.1	Antiepileptika nach einem ersten Anfall	17
2.2	Antiepileptische Therapie bei Epilepsie	17
2.2.1	Auswahl der Antiepileptika	19
2.2.2	Therapeutische Prinzipien	19
2.2.3	Kontraindikationen	20
2.2.4	Unerwünschte Wirkungen der Antiepileptika	21
2.2.5	Interaktionen der Antiepileptika	24
2.2.6	Therapieüberwachung	25
2.2.7	Absetzten der Antiepileptika	27
3.	**Spezielle Fragen bei Patienten mit einer bekannten Epilepsie**	29
3.1	Interkurrente Erkrankungen	29
3.2	Interaktionen der Antikonvulsiva mit anderen Medikamenten	29
3.3	Operationen	32
3.4	Kontrazeption	33
3.5	Kinderwunsch	34
3.5.1	Erblichkeit von Epilepsie	34
3.5.2	Mißbildungsrisiko	34
3.5.3	Schwangerschaft	35
3.5.4	Wochenbett und Stillen	36
3.6	Infertilität	37

3.6.1	Epilepsiebedingte Fertilitätstörungen	37
3.6.2	Antikonvulsivabedingte Fertilitätsstörungen	38
3.6.3	Therapeutische Ansätze zur Behandlung der endokrinen Dysfunktion	38
3.7	Reisen	39
3.8	Impfungen	39
3.9	Ausbildung und Beruf	40
3.10	Autofahren	40
3.11	Sport	40
4.	**Notfallbehandlung**	**42**
4.1	Unkomplizierter Grand mal	42
4.2	Serie von Grand-mal-Anfällen und Grand-mal-Status	43
5.	**Hilfreiche Adressen**	**45**
6.	**Weiterführende Literatur**	**46**
7.	**Stichwortverzeichnis**	**47**

1. Differentialdiagnostische Einordnung

1.1 Erster Anfall?

Nach einem ersten Anfallsereignis muß zunächst geklärt werden, ob es sich um einen epileptischen oder um einen nichtepileptischen Anfall gehandelt hat. Hierfür ist die genaue anamnestische Schilderung des Anfallsablaufes und möglicher auslösender Faktoren durch den Betroffenen erforderlich. Die fremdanamnestischen Angaben von Beobachtern des Anfallsereignisses – soweit erhältlich – können sehr hilfreich bei der Einordnung des Anfalls sein, zumal bei Anfällen, bei denen der Betroffene selbst das Bewußtsein verloren hat.

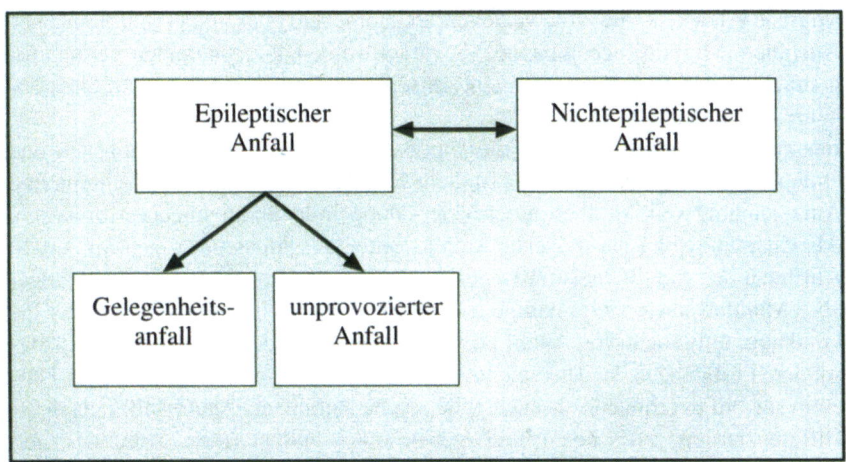

1.1.1 Nichtepileptische Anfälle

Die Differenzierung zwischen epileptischen und nichtepileptischen Anfällen kann Schwierigkeiten bereiten. Zusatzuntersuchungen können die Zuordnung erleichtern.

Differentialdiagnostische Einordnung

Diagnostik	Mögliche Ursachen nichtepileptischer Anfälle
Anamnese Labor EEG multipler Schlaf-Latenz-Test kardiovaskuläre Diagnostik Doppler	kardiovaskuläre Synkope Migräne Narkolepsie-Kataplexie Stoffwechselentgleisungen psychogene Anfälle

Probleme entstehen leicht bei der Abgrenzung zwischen konvulsiven Synkopen und Grand-mal-Anfällen sowie zwischen einfachen Synkopen und komplex-partiellen Anfällen temporalen Ursprungs.
Migräne-Attacken, die von visuellen Phänomenen oder fokal-neurologischen Ausfällen (Migraine accompagnée) begleitet werden, können bei nur gering ausgeprägter Kopfschmerzsymptomatik schwer von einfach-partiellen Anfällen abgegrenzt werden.
Besonders problematisch kann die Unterscheidung zwischen psychogenen und epileptischen Anfällen sein. Hier ist nicht selten eine stationäre Beobachtung und Aufzeichnung von Anfällen unter Video-Doppelbild-Bedingungen erforderlich. Als Charakteristika psychogener Anfälle gelten geschlossene Augen im Anfall, Auftreten des Anfalls meist in Gegenwart anderer Personen, Dauer meist länger als 5 Minuten sowie vielgestaltige motorische Phänomene, die im Verlauf der Erkrankung, teils sogar von Anfall zu Anfall einem Wandel unterworfen sind. Besondere Probleme in der Therapie treten auf, wenn bei einem Patienten/einer Patientin sowohl psychogene als auch epileptische Anfälle auftreten. Hilfreich in der Differenzierung zwischen psychogenen und epileptischen Anfällen sind postiktuale Bestimmung von CK (bis 24 Stunden nach einem Grand-mal-Anfall) und Prolaktin (30 bis 90 Minuten nach einem komplex-partiellen oder Grand-mal-Anfall), da diese Werte nach psychogenen Anfällen nicht erhöht sind. Nach Grand-mal-Anfällen findet sich in jedem Falle eine Erhöhung von CK und Prolaktin und nach komplex-partiellen Anfällen in 60 % der Fälle eine Erhöhung des Prolaktins.

1.1.2 Epileptische Anfälle

Epileptische Anfälle können sehr vielgestaltig sein. Die Bewußtseinsstörung, die typisch für Grand-mal-Anfälle, Absencen und komplex-partielle Anfälle ist, fehlt bei einfach-partiellen oder myoklonischen Anfällen. Aufgrund der genauen Anfallsbeschreibung ist eine erste Zuordnung zu bestimmten Anfallstypen meist möglich, so daß die erforderlichen therapeutischen Maßnahmen je nach Ursache der Anfälle in die Wege geleitet werden können.

Ursachen

1. Hirntumor
2. vaskuläre Erkrankungen (Ischämie/Blutung/Sinusvenenthrombose)
3. Schädel-Hirn-Trauma
4. Enzephalitis
5. Stoffwechselentgleisung/Intoxikationen
6. sonstige

Provozierende Faktoren

Fieber
Schlafentzug
Benzodiazepin-/Alkoholentzug
Hyperventilation
Flickerlicht
sonstige

Diagnostik

Anamnese
EEG
MRT (CCT)
Liquor
allgemeines Labor
postiktual CK und Prolaktin

Ein epileptischer Anfall kann ein erstes Anzeichen einer *schweren Erkrankung* sein. Es ist daher wesentlich, einen Patienten, der einen epileptischen Anfall erlitten hat, auf mögliche Grunderkrankungen, die den Anfall verursachten, zu untersuchen.
Auch wenn keine akute Erkrankung nachweisbar ist, so sind häufig auslösende oder *provozierende Faktoren* zu eruieren. Treten Anfälle in Zusammenhang mit

einer ursächlichen Erkrankung oder provoziert durch obengenannte Umstände auf, so spricht man nicht von einer Epilepsie, auch wenn es sich um mehrere Anfälle handelt, sondern von Gelegenheitsanfällen.

Diagnostische Hilfsmittel erleichtern die Zuordnung zu einem bestimmten Anfallstyp und ermöglichen ggf. eine ursächliche Einordnung.

Grundsätzlich werden primär generalisierte Anfälle von fokal beginnenden Anfällen unterschieden. Diese Unterscheidung beruht auf den typischen EEG-Veränderungen während des Anfalls, jedoch ermöglicht die genaue Anfallsanamnese meist bereits eine Klassifikation.

Diese ist hilfreich für eine erste ätiologische Zuordnung, da fokal beginnende Anfälle häufig symptomatisch sind. Primär generalisierte Anfälle sind in der Regel idiopathisch, d.h. es besteht eine genetische Disposition. Darüber hinaus können generalisierte Anfälle auch nach einer multifokalen Hirnschädigung auftreten, wie beispielsweise bei einem Lennox-Gastaut-Syndrom. Einen Überblick über die wichtigsten Anfallsformen gibt die folgende Tabelle.

Tab. 1: Klassifikation der epileptischen Anfälle

Fokale Anfälle (symptomatisch oder kryptogen)	Semiologie
einfach-partielle Anfälle (EPA) Auren (ohne Bewußtseinsstörung)	• frontal: motorische Phänomene wie Tonisierung oder Kloni einer Körperhälfte (motorischer Jackson-Anfall), Haltungsschablonen, hypermotorische Phänomene • parietal: halbseitige sensible Phänomene (sensibler Jacksonanfall) • parieto-temporal: akustische oder vestibuläre Phänomene • occipital: elementar-visuelle Phänomene • limbisch ≡ temporomesial (Aura im engeren Sinne): epigastrische Sensationen, psychische Phänomene, z.B. Déjà-vu oder Jamais-vu, Angst- oder Glücksgefühl, vegetative Phänomene, z.B. Gesichtsblässe, -röte, Brady- oder Tachykardie

komplex-partielle Anfälle (KPA) (mit Bewußtseinsstörung)	• Anfälle rechts temporalen Ursprungs (können ohne Bewußtseinsstörung einhergehen) <u>Dauer:</u> 1 bis 2 Minuten *Bei temporalem Anfallsursprung:* <u>Beginn:</u> teils mit Aura (einfach-partieller Beginn), teils mit unmittelbarer Bewußtseinsstörung, <u>Ausbreitung:</u> Arrest, starrer Blick, Augen offen, Schlucken, Kauen, Nesteln, unsinnige Handlungen, verständliche oder unverständlichen Vokalisationen <u>Nach dem Anfall:</u> verzögerte Reorientierung, Gedächtnisstörungen <u>Dauer:</u> 3 bis 5 Minuten *Bei extratemporalem Anfallsursprung:* Anfallsablauf lokalisationsabhängig
sekundär generalisierter Grand mal (sGM)	<u>Beginn:</u> fokal (siehe einfach-partieller Anfall) oder mit unmittelbarer Bewußtseinsstörung (bei schneller Generalisierung) <u>Verlauf:</u> tonisch-klonische Entäußerungen, Augen offen, Zyanose, fakultativ Zungenbiß, Urin- oder Stuhlabgang <u>Dauer:</u> ca. 2 Minuten <u>Reorientierung:</u> Minuten bis Stunden <u>Tageszeitlich</u> ungebunden, auch aus dem Schlaf
Primär generalisierte Anfälle (idiopathisch bei genetischer Disposition)	**Semiologie**
Absencen	abrupt beginnende und endende Bewußtseinsstörung (evtl. begleitet von z. B. Lidkloni, tonischer Wendung von Kopf und Augen nach oben oder einem atonischen Sinken des Kopfes nach vorne) <u>Dauer:</u> 10 bis 30 Sekunden
myoklonisch-impulsive Anfälle	plötzliche Myoklonien (Schwerpunkt Arme/ Schultergürtel) bei erhaltenem Bewußtsein <u>Dauer:</u> Bruchteile von Sekunden

primär generalisierter Grand mal (pGM)	Tageszeitliche Bindung: häufig 1 bis 2 h **nach** dem Erwachen meist ohne Vorboten, selten durch Myoklonien eingeleitet, Bewußtseinsstörung, tonisch-klonische Entäußerungen, Augen offen, Zyanose, fakultativ Zungenbiß, Urin- oder Stuhlabgang Dauer: ca. 2 Minuten Reorientierung: Minuten bis Stunden Tageszeitliche Bindung: häufig 1 bis 2 h **nach** dem Erwachen (Aufwach-Grand-mal), nicht aus dem Schlaf
Generalisierte Anfälle (symptomatisch oder kryptogen)	**Semiologie**
Blitz-Nick-Salaam-Anfälle (BNS)	*Blitz-Anfall:* Tonisierung einer oder mehrerer Extremitäten *Nickanfall:* atonisches Nicken des Kopfes nach vorn Dauer: Bruchteile von Sekunden *Salaam-Anfall:* tonische Elevation der Arme, Beugen des Kopfes nach vorn Dauer: Sekunden
myoklonisch-astatische Anfälle	Myoklonien der Extremitäten, Sturz, allenfalls kurze Bewußtseinsstörung Dauer: Sekunden
atonisch-astatische Anfälle	plötzlicher Sturz durch Tonusverlust der Muskulatur (Patienten sacken plötzlich in sich zusammen), meist keine Bewußtseinsstörung faßbar Dauer: Sekunden
tonische Anfälle	plötzliche Streckung der Rumpf- und Extremitätenmuskulatur, Sturz meist der Länge nach nach hinten, fakultative Bewußtseinsstörung Dauer: Sekunden

1.2 Epilepsie

1.2.1 Definition

Von einer *Epilepsie* spricht man, wenn *wiederholt unprovozierte epileptischen Anfälle* auftreten. Bei bestimmten Anfallsformen (BNS-Anfälle, Absencen, myoklonische Anfälle, Aufwach-Grand-mal) wird bereits nach Auftreten eines ersten Anfalls eine Epilepsie diagnostiziert, wenn im EEG entsprechende epilepsietypische Veränderungen (Hypsarrhythmie, generalisierte 3/s Spike-wave- oder Poly-spike-wave-Komplexe) nachgewiesen werden.

1.2.2 Epidemiologische Daten

Epilepsien sind häufige Erkrankungen (*Prävalenz* 0,5–0,8 % der Bevölkerung), d.h. so häufig wie Diabetes mellitus oder rheumatische Erkrankungen.
Die *Inzidenz* (Anzahl der Patienten, bei denen innerhalb eines Jahres eine Epilepsie neu auftritt) liegt im Mittel bei 40 Neuerkrankungen pro 100.000 Einwohnern. Epilepsien finden sich im Kindesalter am häufigsten (90 pro 100.000 Einwohner), im Jugend- und Erwachsenenalter am wenigsten (20 pro 100.000 Einwohner) und steigen im höheren Lebensalter ab dem 65. Lebensjahr wieder an (60 pro 100.0000 Einwohner).
Die *kumulative Inzidenz* (d.h. die Wahrscheinlichkeit, bis zu einem Lebensalter zu erkranken) liegt bei 1,2 % bis zum 25. Lebensjahr und bei 4 % bis zum 85. Lebensjahr. Diese Daten zur Inzidenz der Epilepsie zeigen die Risikosteigerung, mit zunehmendem Lebensalter an einer Epilepsie zu erkranken.
Aus der Betrachtung von Prävalenz und Inzidenz wird deutlich, daß einerseits bei einem Teil der Patienten die Epilesie ausheilt und andererseits die *Lebenserwartung* von Epilepsie-Patienten gegenüber der allgemeinen Bevölkerung erniedrigt ist. Pro Jahr sterben etwa 0,1 % der Epilepsie-Patienten infolge ihrer Erkrankung.

1.2.3 Ätiologische Klassifikation

Symptomatische Epilepsie
Von einer symptomatischen Epilepsie spricht man, wenn die Ursache der Epilepsie geklärt ist. Ursachen sind beispielsweise kongenitale Anomalien, Tumoren und Residualzustände nach perinataler Hirnschädigung, Schädel-Hirn-Trauma oder Enzephalitis.

Differentialdiagnostische Einordnung

Kryptogene Epilepsie
Als kryptogene Epilepsien werden die Formen bezeichnet, bei denen eine symptomatische Ursache angenommen werden muß, diese jedoch nicht nachgewiesen werden kann. Mit zunehmendem technischem Fortschritt verbessern sich die Möglichkeiten der bildgebenden Verfahren, weshalb immer häufiger die früher als kryptogen klassifizierten Epilepsien den symptomatischen Formen zugerechnet werden können.

Idiopathische Epilepsie
Bei einer idiopathischen Epilepsie läßt sich eine Ursache nicht erkennen. Neurostatus und bildgebende Diagnostik ergeben i.d.R. unauffällige Befunde. Bei idiopathischen Epilepsien besteht überwiegend eine genetische Disposition.

1.2.4 Epileptische Syndrome

Im Gegensatz zu der rein ätiologischen Klassifikation von Epilepsien beinhaltet die syndromale Zuordnung eine charakteristische Kombination von Anfallstypen sowie Kenntnisse über den Verlauf der Epilepsie hinsichtlich Manifestationsalter und Prognose. In der folgenden Tabelle werden die häufigsten epileptischen Syndrome – gegliedert nach Manifestionsalter – aufgeführt.

Tab. 2: Übersicht über die häufigsten altersgebundenen epileptischen Syndrome

Syndrome im Neugeborenenalter	Anfallstypen	Ätiologie
Neugeborenenkrämpfe (innerhalb der ersten 28 Lebenstage)	amorphe Neugeborenenanfälle, generalisierte tonische Anfälle, multifokale u. fokale klonische Anfälle, myoklonische Anfälle	symptomatisch (75–90%) (hypoxisch-ischämische Enzephalopathie, intrakranielle Blutung, metabolische Störungen, Infektionen u.a.) idiopathisch (10–25%)

Epileptische Syndrome

Syndrome der Kindheit	Anfallstypen	Ätiologie
West-Syndrom (3.–7. Lebensmonat)	Blitz-Nick-Salaam-Anfälle, fokale Anfälle, sekundär generalisierte Anfälle	symptomatisch (90 %) (hypoxisch-ischämische Enzephalopathie, zerebrale Mißbildungen, Phakomatosen, metabolische Störungen u.a.)
Lennox-Gastaut-Syndrom (1.–8. Lebensjahr)	tonische Anfälle, atonische Anfälle, myoklonisch-astatische Anfälle, atypische Absencen, komplex-fokale Anfälle, sekundär generalisierter Grand mal	symptomatisch (90 %) (Residualzustände nach Hirnschädigung, neurometabolische Erkrankungen, Phakomatosen häufige Entwicklung nach West-Syndrom)
Absence-Epilepsie (Pyknolepsie) (6.–7. Lebensjahr)	einfache Absencen, Absencen mit milden Kloni, tonischer Komponente u./o. milden Automatismen	idiopathisch (genetische Disposition)
Erworbene epileptische Aphasie (Landau-Kleffner-Syndrom) (3.–8. Lebensjahr)	nach Erlernen der Sprache progrediente Aphasie, fokale und sekundär generalisierte Anfälle (70 %)	kryptogen
Epilepsie mit kontinuierlichen Spikes und Waves im Schlaf (ESES) (4.–5. Lebensjahr)	psychomotorische Entwicklungsverzögerung, unilaterale motorische Anfälle, generalisierte klonische oder tonisch-klonische Anfälle, atypische Absencen	kryptogen

Differentialdiagnostische Einordnung

Benigne fokale idiopathische Epilepsien, z.B. Rolando-Epilepsie (2.–10. Lebensjahr)	Fokale Anfälle, selten sekundär generalisierter Grand mal	idiopathisch (genetische Disposition)

Syndrome des Jugendalters	Anfallstypen	Ätiologie
Juvenile Absence-Epilepsie (10.–14. Lebensjahr)	Absencen, Grand mal	idiopathisch (genetische Disposition)
Juvenile myoklonische Epilesie (JME)	Myoklonisch-impulsive Anfälle, Aufwach-Grand-mal, Absencen	idiopathisch (genetische Disposition)
Epilepsie mit Aufwach-Grand-mal (14.–17. Lebensjahr)	Aufwach-Grand-mal (innerhalb der ersten 2 Stunden **nach** dem Erwachen)	idiopathisch (genetische Disposition)
Progressive Myoklonus-Epilepsien (PME) (Lafora-Erkrankung, Unverricht-Lundberg, Ceroidlipofuscinose, Ramsay-Hunt-Syndrom, MERRF-Syndrom u.a.) (10.–20. Lebensjahr)	Myoklonien, tonisch-klonischer Grand mal, klonisch-tonisch-myoklonische Anfälle, einfach-fokale Anfälle, dementielle Entwicklung, zerebelläre, pyramidale u. extrapyramidale Störungen	symptomatisch oder kryptogen, z.T. genetische Disposition

2. Therapie mit Antiepileptika

2.1 Antiepileptika nach einem ersten Anfall

Liegt den Anfällen eine akute Erkrankung (z.B. cerebrale Ischämie oder Blutung, Sinusvenenthrombose, traumatische Hirnschädigung, Enzephalitis oder zerebraler Tumor) zugrunde, steht naturgemäß die Behandlung der Grunderkrankung an erster Stelle. In der Regel empfiehlt sich eine – meist passagere – antikonvulsive Behandlung, deren Dauer sich nach der Prognose der Grundkrankheit richtet. Für die passagere antikonvulsive Behandlung eignet sich besonders Phenytoin, da es in der Akutphase parenteral zugeführt werden kann und weniger sedierend wirkt als Phenobarbital.

Liegt keine auslösende Akuterkrankung dem Anfall zugrunde, so ist nach einem einmaligen epileptischen Anfall der Beginn einer antikonvulsiven Behandlung nicht zwingend.

Nach einem *Gelegenheitsanfall* sollte unter Meidung der auslösenden Faktoren zunächst abgewartet werden, ob sich ein Anfall wiederholt.

Bei einem *unprovozierten Anfall*, insbesondere wenn Hinweise für eine symptomatische Genese (fokaler Beginn, Auffälligkeiten in Neurostatus oder Bildgebung) oder epilepsietypische Potentiale im EEG nachweisbar sind, sollte mit dem Patienten eine medikamentöse Anfallsprophylaxe sofort nach dem ersten Anfall erwogen werden. Wegen mangelnder *Compliance* bleibt eine antikonvulsive Therapie nach dem ersten Anfall allerdings umstritten (30 % der Patienten beenden selbständig innerhalb von 6 Monaten die Therapie).

2.2 Antiepileptische Therapie bei Epilepsie

Voraussetzung für den Beginn einer Therapie ist die Sicherung der Diagnose Epilepsie. Eine antikonvulsive Medikation ist i.d.R. indiziert, wenn zwei oder mehr unprovozierte epileptische Anfälle aufgetreten sind. Ziel der Therapie ist die Anfallsfreiheit ohne unerwünschte Begleiterscheinungen. Der *Nutzen* einer antikonvulsiven Behandlung (Anfallsprophylaxe) und die *Risiken* (unerwünschte Wirkungen) sollten gemeinsam mit dem Patienten/der Patientin abgewogen wer-

Tab. 3: Übersicht der gebräuchlichen Antiepileptika

Substanz		Handelsnamen	Zubereitung
Carbamazepin	CBZ	**Finlepsin,** Fokalepsin, Sirtal, Tegretal, Timonil	p.o. (ret) (supp)
Phenytoin	PHT	Epanutin, Phenhydan, **Phenytoin AWD,** Zentropil	p.o., i.v.
Valproinsäure Na-Valproat Ca-Valproat	VPA	Convulex, **Convulsofin,** Ergenyl, Leptilan, Mylproin, Orfiril	p.o. (ret) i.v.
Phenobarbital	PB	Fali-Lepsin, **Lepinal,** Luminal, Phenaemal	p.o., i.v., i.m.
Barbexaclon	PB	Maliasin	p.o.
Primidon	PRM	Liskantin, Mylepsinum, Resimatil	p.o.
Vigabatrin	VGB	Sabril	p.o.
Lamotrigin	LTG	Lamictal	p.o.
Gabapentin	GBP	Neurontin	p.o.
Felbamat	FBM	Taloxa	p.o.
Tiagabine	TGB	Gabitril	p.o.
Topiramat	TPM	Topamax	p.o.
Ethosuximid	ETH	Petnidan, Pyknolepsinum, Suxilep, Suxinutin	p.o.
Mesuximid	MES	Petinutin	p.o.
Kaliumbromid	BR	Dibro-Be	p.o.
Sultiam	ST	Ospolot	p.o.
Clobazam	CLB	Frisium	p.o.
Clonazepam	CZP	**Antelepsin,** Rivotril	p.o., i.v.
Diazepam	DZP	**Faustan,** Diazepam, Valium u.a.	p.o., i.v., supp

den. Voraussetzung einer guten *Compliance* ist, daß die Nutzen-Risiko-Abwägung und die daraus resultierende Therapieentscheidung für den Patienten/die Patientin nachvollziehbar ist.

2.2.1 Auswahl der Antiepileptika

Die Auswahl des geeigneten Mittels richtet sich nach dem Anfallstyp bzw. der Epilepsieform. Die gebräuchlichen Antikonvulsiva stehen als Tabletten, Dragees, Kapseln oder Saft zur oralen Einnahme zur Verfügung, zum Teil auch als Retard-Präparat (Carbamazepin, Valproinsäure). Einige Substanzen können auch rektal angewandt (Diazepam, spezielle Zubereitungen von Carbamazepin) oder i.v. injiziert werden (Phenytoin, Phenobarbital, Diazepam, Clonazepam). Eine i.m. Applikation ist nur selten sinnvoll.

2.2.2 Therapeutische Prinzipien

Grundsätzlich ist das Ziel der medikamentösen Therapie Anfallsfreiheit bei individueller Verträglichkeit. Nach der Durchführung der notwendigen Voruntersuchungen und der Auswahl des Mittels wird die Dosis *schrittweise* erhöht. Treten bei zu schneller Eindosierung Nebenwirkungen auf, ist die *Compliance* des Patienten gefährdet. Blutspiegelbestimmungen dienen der Überwachung der Compliance und als Richtgröße, keinesfalls jedoch als Grundlage für therapeutische Entscheidungen. Änderungen der Therapie sollten nur aufgrund der klinischen Situation (unbefriedigende Anfallskontrolle bzw. inakzeptable Nebenwirkungen oder Intoxikationszeichen) erfolgen.

Gründe für eine fehlende Wirksamkeit der Therapie

1. Non-Compliance (häufig durch unzureichende Information des Patienten über Nutzen und Risiko)
2. Unterdosierung
3. Irrtum bei der Diagnose (z.B. nichtepileptische Anfälle)
4. Auswahl des Medikaments nicht optimal
5. Kombinationstherapie ohne Berücksichtigung der Interaktionen

---

Therapie mit Antiepileptika

Wegen der Komplexität der Problematik sollte die medikamentöse Neueinstellung bzw. Umstellung der Medikation dem epileptologisch erfahrenen Facharzt vorbehalten bleiben.

2.2.3 Kontraindikationen

Bei den Kontraindikationen müssen idiosynkratische Effekte der Antikonvulsiva unterschieden werden von dosisabhängigen unerwünschten Wirkungen bzw. von der Auslösung oder Verschlechterung einer anderen Erkrankung (Tab. 4). Hautreaktionen auf Antikonvulsiva können einen sehr unterschiedlichen Verlauf nehmen. Das relativ häufige Arzneimittelexanthem ist meist keine allergische Reaktion im engeren Sinne, sondern kann durch langsamere Eindosierung ver-

Tab. 4:

Erkrankungen, die durch Antikonvulsiva ausgelöst oder verschlechtert werden können	Substanz
Hepato- oder Pankreatopathien (auch bei Todesfällen in der Familie infolge Hepato- oder Pankreatopathie)	Valproinsäure
Hämorrhagische Diathese	Valproinsäure
Myasthenie	Benzodiazepine, Phenytoin
akutes Engwinkelglaukom	Benzodiazepine, Phenytoin
Hepatische Porphyrie	Phenobarbital, Primidon, Phenytoin, (Carbamazepin, Valproinsäure)
Kollagenosen	Phenytoin, Phenobarbital, Primidon, Carbamazepin, Ethosuximid
Erythema nodosum	Phenobarbital

mieden werden. Bei Auftreten eines Arzneimittelexanthems sollte die Substanz sofort deutlich in der Dosis reduziert oder ganz abgesetzt werden. Problematisch kann die Eindosierung einer neugewählten Substanz werden, da die Reaktion auf die neue Substanz bei noch bestehendem Exanthem nicht abzuschätzen ist. Der passagere Einsatz von Benzodiazepinen, die eine geringe Rate von Hautreaktionen aufweisen, kann Anfallsserien im Rahmen der – schnellen – Abdosierung vorbeugen. Nach Abklingen der Hautveränderungen ist ein erneuter, sehr langsamer Eindosierungsversuch gerechtfertigt, sofern eine Allergie (im engeren Sinne) auf die Substanz von hautärztlicher Seite ausgeschlossen wurde.
Wird ein Arzneimittelexanthem nicht beachtet und deshalb die Substanz nicht reduziert oder abgesetzt, kann sich eine schwere, u.U. tödlich verlaufende exfoliative Dermatitis entwickeln. Entsprechend ist bei schweren Hautreaktionen mit Zeichen akuter Allgemeinerkrankungen (exfoliative Dermatitis, Stevens-Johnson-Syndrom, Lyell-Syndrom) das sofortige Absetzen der auslösenden Substanz erforderlich. Die häufigsten Auslöser sind Carbamazepin, Phenytoin, Phenobarbital, Primidon und Ethosuximid.
Darüber hinaus kann eine genetische Prädispositionen (z.B. bei familiärer Häufing von Hepato- oder Pankreatopathien) oder eine zusätzlich bestehende weitere Grunderkrankung eine Kontraindikationen für bestimmte Antikonvulsiva sein (s. Tab. 4).

2.2.4 Unerwünschte Wirkungen der Antiepileptika

Bei Auftreten von Überdosierungserscheinungen ist die Dosis der Substanz zu verringern. Wenn es durch die Dosisreduktion zu einer Verschlechterung der Anfallssituation kommt, ist ein Wechsel der Substanz oder ggf. eine Kombinationstherapie erforderlich.
Die meisten unerwünschten Wirkungen der Antikonvulsiva sind dosisabhängig und mit Absetzen der Mittel reversibel (s. Tab. 5). Wenige Nebenwirkungen sind auch nach Absetzen der Medikation nicht reversibel (z.B. Kleinhirnatrophie unter Phenytoin, Dupuytren'sche Kontraktur unter Phenobarbital).
Bedrohliche Nebenwirkungen der Antikonvulsiva sind selten (siehe Kontraindikationen).
Bei zwei Präparaten sind unerwünschte Wirkungen bekannt, die zwar selten, aber unter Umständen lebensbedrohlich sind.

Tab. 5: Unerwünschte Wirkungen der Antiepileptika

++ = häufig + = gelegentlich (+) = selten − = nicht beschrieben	CBZ	VPA	VGB	LTG	PHT	PB PRM	ETH	GBP	FBM	BR
Müdigkeit	+	+	+	+	+	++	+	++	+	++
Übelkeit, Erbrechen	+	+	+	+	+	+	++	-	++	++
Exanthem	++	(+)	-	++	-	-	(+)	-	-	+
Akne	+	-	-	-	+	+	-	-	-	++
Nystagmus, Ataxie, Schwindel	++	+	+	+	++	+	+	++	++	+
Kleinhirnatrophie	-	-	-	-	+	-	-	-	-	-
Polyneuropathie	-	-	-	-	+	-	-	-	-	-
Gingivahyperplasie	-	-	-	-	++	-	-	-	-	-
Hirsutismus	(+)	-	-	-	++	-	-	-	-	-
Kopfschmerzen	+	+	+	+	+	(+)	+	++	+	-
Psychiatrische Symptome	-	-	+	-	+	+	+	+	-	+
Tremor	+	++	-	-	+	(+)	+	+	-	-
Haarausfall	+	++	-	-	(+)	(+)	+	-	-	-
Gewichtszunahme	+	++	++	+	-	-	-	-	-	-
Gewichtsabnahme	-	-	-	-	-	+	++	-	+	+
Leukopenie	++	+	-	(+)	+	+	+	-	++	-
Hyponatriämie	++	-	-	-	-	-	-	-	-	-
megaloblastäre Anämie	(+)	-	-	-	+	+	-	-	-	-
Immunglobulinmangel	+	-	-	-	+	-	-	-	-	-
Gerinnungsstörungen	+	++	-	-	-	-	-	-	-	-
Dupuytren, Schultersteife	-	-	-	-	-	+	-	-	-	-
Osteopathie	+	-	-	-	+	+	-	-	-	-
Schlafstörungen	-	-	-	-	-	++	-	++	-	-
Impotenz	+	(+)	-	-	+	++	(+)	-	-	-

> **Valproat**
>
> <u>toxische Hepatopathie</u> (insbesondere bei Kindern)
>
> *Überwachung:*
> - Allgemeinbefinden (Appetitlosigkeit, Übelkeit, Erbrechen, Bauchschmerzen, Fieber)
> - Labor (Transaminasen, Lipase, Alpha-Amylase, Faktor VIII)
> - EEG

> **Felbamat**
>
> <u>Aplastische Anämie</u>
> Inzidenz: 1:4000–5000 (Gesamtbevölkerung 2–25:10^6)
>
> <u>toxische Hepatopathie</u>
> (bislang 14 Fälle mit letalem Ausgang)
>
> *Überwachung:*
> - Blutbild und Leberwerte zunächst alle 14 Tage

Ist nach Ausdosierung des ersten Mittels bis zur individuellen Nebenwirkungsgrenze keine Anfallsfreiheit erreicht, so wird ein zweites Mittel schrittweise eindosiert. Grundsätzlich ist eine *Monotherapie* anzustreben, da hierunter unerwünschte Wirkungen seltener sind und die Therapie nicht durch Interaktionen der Substanzen kompliziert wird. Daher wird empfohlen, das erste Präparat nach Eindosierung der zweiten Substanz schrittweise abzusetzen, um so wieder zu einer Monotherapie zu kommen. Allerdings ist nach Erreichen von Anfallsfreiheit mit Hilfe einer zweiten Substanz die Entscheidung, die erste Substanz wieder abzusetzen, schwierig. Bei guter Verträglichkeit der Kombinationsbehandlung wird diese meist zunächst beibehalten, um die erreichte Anfallsfreiheit nicht zu gefährden.
Wenn unter der Kombinationstherapie keine befriedigende Anfallskontrolle erreicht wird, sollte eines der beiden Antikonvulsiva unter Berücksichtigung der

Therapie mit Antiepileptika

Interaktionen gegen ein anderes ausgetauscht werden. Entsprechend der Interaktionen muß die Dosis der Antikonvulsiva angepaßt werden. Beispielsweise müssen Carbamazepin, Valproinsäure und Phenobarbital in Kombination jeweils höher dosiert werden als in Monotherapie. Bei Kombination von Carbamazepin bzw. Valproinsäure mit Lamotrigin muß i.d.R. die Dosis von Carbamazepin bzw. Valproinsäure reduziert werden.

2.2.5 Interaktionen der Antiepileptika

Interaktionen zwischen den Antikonvulsiva und auch mit anderen Medikamenten beruhen auf drei wesentlichen Mechanismen: der *Enzyminduktion* mit beschleunigter Elimination, *Enzyminhibition* mit verminderter Elimination und der *Verdrängung aus der Eiweißbindung* mit Erhöhung des freien Anteils der verdrängten Substanz.

Enzyminduzierende Antikonvulsiva

Carbamazepin	Phenobarbital
Phenytoin	Primidon
Lamotrigin	(Felbamat)

Eiweißbindung

Hohe Eiweißbindung		*Keine Eiweißbindung*
Phenytoin	90 %	Vigabatrin
Benzodiazepine	85–95 %	Ethosuximid
Valproinsäure	70–93 %	Gabapentin
Carbamazepin	75 %	Bromid

Mittlere bis geringe Eiweißbindung	
Lamotrigin	55 %
Phenobarbital	45 %
Felbamat	30 %
Primidon	< 20 %

Tab. 6: Wechselwirkungen der Antikonvulsiva

Zugabe von	Wirkung auf andere Antikonvulsiva
PB, PRM, PHT, CBZ	CBZ↓, VPA↓, (PHT↓), PRM↓, FBM↓, LMT↓
VPA	CBZ-Epoxid↑, Gesamt-PHT↓, freies PHT↑, PB↑, LTG↑
LTG	CBZ-Epoxid↑, VPA↑
FBM	(CBZ↓), CBZ Epoxid↑, PHT↑, PB↑, VPA↑
VGB, GBP, ETH, BR, Benzodiazepine	unwesentlich

2.2.6 Therapieüberwachung

Bei Epilepsie-Patienten, die eine dauerhafte antikonvulsive Medikation einnehmen, sollte – wie bei anderen chronisch kranken Patienten mit einer Dauermedikation – eine regelmäßige ärztliche Verlaufsbeobachtung von Wirkung und möglichen unerwünschten Wirkungen erfolgen, um Komplikationen möglichst frühzeitig erkennen zu können. Nach Beginn einer antikonvulsiven Behandlung bzw. nach einer Umstellung sollte die erste Verlaufskontrolle nach 4–6 Wochen erfolgen, dann seltener. Bei unkompliziertem Verlauf sind langfristige Intervalle zwischen den Verlaufsuntersuchungen von 6–12 Monaten ausreichend.

Therapie mit Antiepileptika

Therapieüberwachung

1. Anfallsfrequenz und -ausprägung

2. Allgemein-körperlicher, neurologischer und psychischer Status (Intoxikationszeichen!)

allgemein-körperlich	*Neurostatus*	*psychischer Befund*
Gewichtszu- oder -abnahme, allergische Reaktionen	Nystagmus, Tremor, Gangstörung, Sehstörungen	Vigilanzminderung, Konzentrationsstörungen, affektive Störungen

3. Laborkontrollen
Blutbild (Leukopenie, Panzytopenie?)
Transaminasen, γ-GT, AP, Amylase, Bilirubin,
Elektrolyte,
Blutzucker,
Kreatinin,
Gerinnungsstatus incl. Faktor VIII und ggf. Blutungszeit (**VPA**),
Gesamteiweiß

4. Serumkonzentrationen der Antikonvulsiva
sinnvoll bei:

Neueinstellung,	Kombinationstherapie,
Intoxikation,	Schwangerschaft,
mangelnder Compliance,	Begleiterkrankungen,
schwer kontrollierbarer Epilepsie,	Begleitmedikation

5. EEG-Verlaufskontrollen
   - bei generalisierten Epilepsien korreliert die epilepsietypische Aktivität mit dem Therapieeffekt,
   - bei fokalen Epilepsien ist der Zusammenhang zwischen Fokusaktivität und Therapieeffekt umstritten

Unter der Therapie mit Antiepileptika können sich Laborveränderungen ohne Krankheitswert ergeben. Enzyminduzierende Antiepileptika führen i.d.R. zu einem Anstieg der γ-GT. Solange jedoch die Transaminasen nicht erhöht sind, ist bei Beschwerdefeiheit keine Änderung der Therapie erforderlich. Unter Carbamazepin kann es zu Blutbildveränderungen mit einer – mäßigen – Panzytopenie kommen, die eine Verlaufskontrolle, aber i.d.R. bei Beschwerdefreiheit kein Absetzen der Therapie erfordert.

Unproblematische Laborveränderungen

Isolierte Erhöhung der γ-GT
(bei enzyminduzierenden Antikonvulsiva)
asymptomatische Leukopenie bis 2500/µl
asymptomatische Thrombopenie bis 60.000/µl

2.2.7 Absetzen der Antiepileptika

Nach Diagnosestellung und Beginn der antikonvulsiven Therapie kommt es bei etwa 40 % aller Epilepsie-Patienten innerhalb eines Jahres zur Anfallsfreiheit. Es stellt sich dann die Frage, ob und wie lange die antikonvulsive Therapie beibehalten werden soll. Im Mittel stellt sich nach Absetzen der Medikation bei ca. 39 % (21–79 %) der anfallsfreien Epilepsie-Patienten ein Anfallsrezidiv ein. Um den einzelnen Patienten adäquat beraten zu können, sind spezielle Kenntnisse über die Prognose der jeweiligen Epilepsieform und über Risikofaktoren für das Wiederauftreten von Anfällen nach Absetzen der Medikation erforderlich.

Außerdem sind die soziale Situation des Patienten und die Auswirkungen eines Wiederauftretens der Anfälle (z.B. Fahrerlaubnis, berufliche Konsequenzen) für den Patienten zu berücksichtigen.
Wird nach Abwägung des Für und Wider gemeinsam mit dem Patienten die Entscheidung für das Absetzen der Medikation getroffen, so kann ein abruptes Absetzen der Antikonvulsiva Anfälle oder sogar einen Anfallsstatus provozieren. Daher sollten die Medikamente schrittweise über ein mehrmonatigen Zeitraum reduziert und abgesetzt werden. Nach epilepsiechirurgischen Eingriffen wird die Medikation meist noch langsamer reduziert.

Therapie mit Antiepileptika

Tab. 7: *Rezidivrisiko bei einzelnen Epilepsieformen nach erreichter Anfallsfreiheit*

hohes Rezidivrisiko (> 60 %)	mittleres Rezidivrisiko (30–60 %)	geringes Rezidivrisiko (< 30 %)
fokale Epilepsie	Epilepsie ausschließlich mit Grand-mal-Anfällen	Absence-Epilepsie des Kindesalters
Epilepsie mit Absencen plus Aufwach-Grand mal		benigne idiopathische fokale Epilepsie des Kindesalters
juvenile myoklonische Epilepsie		

Wegen der Komplexität dieser Frage sollte die Entscheidung über das Absetzen einer antikonvulsiven Medikation von einem epileptologisch erfahrenen Facharzt getroffen werden.

3. Spezielle Fragen bei Patienten mit einer bekannten Epilepsie

3.1 Interkurrente Erkrankungen

Wenn bei Patienten mit einer Epilepsie eine zusätzliche Erkrankung auftritt, kann dies Auswirkungen auf die Anfallssituation haben. **Fieberhafte Infekte** können die Anfallsneigung erhöhen. Der *passagere Einsatz von Benzodiazepinen* (z.b. CLB, Frisium[®]) ist bei einer Zunahme der Anfallsfrequenz sinnvoll.

Durch **gastrointestinale Infekte** mit Durchfall und Erbrechen wird die Resorption der Antikonvulsiva gefährdet, so daß die Dosis angepaßt werden muß oder auf eine andere Darreichungsform (z.b. Suppositorien) bzw. ggf. eine i.v. Gabe umgestellt werden muß. Kommt es innerhalb von 30 Minuten nach Einnahme der Medikation zum Erbrechen, sollte die gesamte Dosis erneut eingenommen werden (ggf. nach vorheriger Gabe eines Antiemetikums, wobei zu beachten ist, daß Dopaminantagonisten wie Alizaprid Cisaprid und Domperidon sowie Antihistaminika wie Betahistidinmesilat, Dimenhydrinat und Diphenhydramin in hohen Dosen die Anfallsneigung erhöhen können). Bei wässrigen Durchfällen sollten 50 % der Tagesdosis zusätzlich eingenommen werden. Bei Durchfällen sollte auf Kohlepräparate wegen der Absorption der Antikonvulsiva verzichtet werden, dagegen ist Loperamid unbedenklich.

3.2 Interaktionen der Antikonvulsiva mit anderen Medikamenten

Bei interkurrierenden Erkrankungen kommt es zu Interaktionen zwischen den Antikonvulsiva und den Medikamenten, die aufgrund der zusätzlichen Erkrankung notwendig werden, so daß Dosisanpassungen der Antikonvulsiva bzw. der anderen Pharmaka erforderlich werden. Die Bestimmung der Serumkonzentrationen der Antikonvulsiva ist hier hilfreich. Die Interaktionen beruhen im Prinzip auf den gleichen Mechanismen (Enzyminduktion und Enzyminhibition der abbauenden Leberenzyme und Verdrängung aus der Eiweißbindung) wie die Interaktionen der Antikonvulsiva untereinander. Entsprechend der Interaktion (Tab. 8 und 9) muß die Dosis der Präparate jeweils angepaßt werden.

Tab. 8: Die Wirkung von Antiepileptika auf die Pharmakonzentration im
Serum verschiedener Medikamente

Antiepi-leptikum	Medikamente gegen verschiedene interkurrierende Krankheiten
Phenobarbital Phenytoin Carbamazepin	Cumarin-Derivate↓, Kortikoide↓, hormonelle Kontrazeptiva↓, Doxycyclin↓
Phenytoin Carbamazepin	Theophyllin↓
Phenobarbital Primidon Phenytoin	Digoxin↓, Chloramphenicol↓, Furosemid↓
Phenytoin	Ciclosporin↓
Phenobarbital	Antidepressiva↓, Metronidazol↓, Phenylbutazon↓, Aminopyrin↓, Methyldopa↓, Digitoxin↓
Valproinsäure	Antipyrine↑, Antikoagulanzien (verstärkte Blutungsneigung)

Tab. 9: Die Wirkung verschiedener Medikamente auf die Pharmakonzentration im Serum von Antiepileptika

Medikamente	verschiedene Antiepileptika
ASS	Gesamt-Phenytoin↓, freies Phenytoin↑, Valproinsäure↑
Amiodaron, Cumarin, Sulfonamide, Disulfiram, Miconazol	Phenytoin↑
Antacida, Diazoxid, Oxacillin	Phenytoin-Absorption↓
Dicumarol, Phenylbutazon, Pyridoxin, Thioridazin	Phenobarbital↓
Acetazolamid, Erythromycin, Viloxacin	Carbamazepin↑
Chloramphenicol	Phenytoin↑, Phenobarbital↓
Chlorpromazin	Valproinsäure↓, Phenytoin↑
Antidepressiva, Cimetidin, Propoxyphen	Phenytoin↑, Carbamazepin↑, Clonazepam↑
Folsäure	Phenytoin↓, Phenobarbital↓
Isoniazid	Phenytoin↑, Primidon↑, Carbamazepin↑, Ethosuximid↑
Theophyllin	Carbamazepin↓, Phenytoin↓
Tolbutamid	Phenytoin↓

Darüber hinaus gibt es Pharmaka, die die Anfallsbereitschaft nicht allein über Interaktionen mit den Antikonvulsiva, sondern direkt erhöhen (Tab. 10). Die Steigerung der Anfallsbereitschaft ist dosisabhängig und tritt in der Regel erst bei höheren Dosierungen auf. Das bedeutet nicht, daß diese Medikamente bei Patienten mit einer Epilepsie nicht eingesetzt werden dürfen. Lediglich die Indikation

Tab. 10: Medikamente, die die Anfallsbereitschaft erhöhen können

Stimulanzien und Analeptika	Ephedrin, Cardiazol, Methylphenidat, Kampfer, Strophanthin, Theophyllin
Analgetika und Antipyretika	Pyramidon in hohen Dosen, Butazolidin, Metamizol, (Dolantin)
Lokalanästhetika	Novocain
Antibiotika und Tuberkulostatika	Penicillin in hohen Dosen, Gyrasehemmer, Streptomycin intrathekal, Neoteben, Rimifon
Antihelminthika	Piperazinderivate (insb. bei Kindern)
Anticholinergika	Biperiden i.v.
Hormone	ACTH, Kortikoide, Östrogene
Antiemetika	Dopaminantagonisten, Antihistaminika (in hohen Dosen)
Psychopharmaka	Neuroleptika, Antidepressiva

sollte überprüft werden. Wenn keine medikamentösen Alternativen bestehen und es tatsächlich zu einer Zunahme der Anfallsfrequenz kommt, so sollte die antikonvulsive Medikation durch Dosiserhöhung angepaßt oder beispielsweise eine passagere Kombination mit Benzodiazepinen versucht werden.

3.3 Operationen

Ist bei Epilepsie-Patienten eine Operation erforderlich, sollte perioperativ in jedem Falle die *antikonvulsive Medikation beibehalten* werden. Passager können Benzodiazepine oral (z.B. Clobazam) oder rektal (Diazepam Rektiolen) hilfreich sein. Desweiteren können Carbamazepin-Retard-Tabletten nach dem Zerfallen in Flüssigkeit – ebenso flüssige Zubereitungen wie z.B. Suspensionen – über eine

Magensonde appliziert werden. Die Retardwirkung des Carbamazepin-Präparates bleibt dabei erhalten. Bei Patienten, die mit Valproinsäure therapiert werden, ist – ebenso wie bei Phenytoin, Phenobarbital, Diazepam oder Clonazepam – der Übergang auf eine parenterale Applikation möglich. Der Übergang auf ein intravenös zu applizierendes Präparat ist u.a. abhängig von der Schwere des Eingriffs und der Dauer der Narkose. Perioperativ empfehlen sich engmaschige Kontrollen der Serumkonzentrationen, um eine suffiziente Anfallskontrolle zu gewährleisten.

Bei Valproinsäure-Therapie präoperativ

Gerinnungsstatus,
Blutungszeit,
ggf. Minirin bereithalten

Perioperative Umstellung auf i.v. Gabe

Phenobarbital
Phenytoin
Benzodiazepine
Valproinsäure

Bei Patienten mit einer Valproat-Therapie muß vor der OP eine Kontrolle des Gerinnungsstatus (incl. Fibrinogen, Faktor VIII und v. Willebrandt-Faktoren) erfolgen. Bei verlängerter Blutungszeit sollte Minirin für die OP bereitgehalten werden.
Bei klinisch manifester Blutungsneigung sollte VPA *mehrere Wochen vor der geplanten OP* durch ein anderes Präparat ersetzt werden, so daß sich die Gerinnungsparameter wieder normalisieren. Bezüglich der *Auswahl der Anästhetika* sollten – wenn möglich – antikonvulsiv wirksame den prokonvulsiven vorgezogen werden.

3.4 Kontrazeption

Die enzyminduzierenden Antikonvulsiva (CBZ, PHT, PB, PRM) führen zu einer Beschleunigung des Abbaus der Steroidhormone, so daß die hormonelle Kontrazeption in Kombination mit diesen Antikonvulsiva nicht sicher ist. Daher sollten höher dosierte hormonelle Kontrazeptiva gewählt werden (auf Zwischenblutungen als Ausdruck einer unzureichenden konztrazeptiven Wirkung achten!). Darüber hinaus sind Gestagenpräparate Kombinationspräparaten mit hohem Östrogenanteil vorzuziehen, da Östrogene einen prokonvulsiven, Progesteron dagegen einen antikonvulsiven Effekt hat. Sicherer ist es, auf eine andere Methode der Empfängnisverhütung auszuweichen. Die nicht enzyminduzierenden Antikonvulsiva (z.B. VPA) sind hinsichtlich der Kombination mit hormonellen Kontrazeptiva unproblematisch.

3.5 Kinderwunsch

3.5.1 Erblichkeit von Epilepsie

Symptomatische fokale Epilepsien sind in der Regel nicht erblich. Trotzdem wird das Risiko für Kinder, ebenfalls an einer Epilepsie zu erkranken, mit 1–2 % angegeben und ist damit etwas höher als in der allgemeinen Bevölkerung (ca. doppelt so hoch).
Bei dem überwiegenden Teil der idiopathischen Epilepsien besteht eine genetische Disposition, die sich in einer familiären Häufung dieser Erkrankungen zeigt. Darüber hinaus besteht auch bei den progressiven Myoklonus-Epilesien eine genetische Disposition. Bei diesen epileptischen Syndromen besteht eine erhöhte Wahrscheinlichkeit, daß die Kinder betroffener Eltern ebenfalls an einer entsprechenden oder verwandten Epilepsieform leiden. Wenn ein Elternteil erkrankt ist, liegt das Risiko für das Kind, ebenfalls an Epilepsie zu erkranken, bei etwa 12 %. Wenn beide Elternteile betroffen sind, ist es entsprechend höher.
Für die Beratung im Einzelfall sollten spezialisierte Epilepsiezentren bzw. humangenetische Beratungsstellen angesprochen werden.

3.5.2 Mißbildungsrisiko

Unabhängig von der antikonvulsiven Medikation erhöht sich das Mißbildungsrisiko für sogenannte kleine Mißbildungen (chirurgisch korrigierbare Mißbildungen wie Ohrmuschelanomalien oder Lippen-Kiefer-Gaumenspalten) für Kinder von *Eltern mit Epilepsie* um das 1,2–2fache auf 4–5%. Im Vergleich dazu liegt das Mißbildungsrisiko für Kinder in der allgemeinen Bevölkerung bei ca. 2–3 %. Bei einer *antikonvulsiven Behandlung der Mutter* ist das Mißbildungsrisiko der Kinder etwa auf das 2fache erhöht im Vergleich zu gesunden Müttern ohne Medikamenteneinnahme und liegt bei einer Monotherapie bei 4–6 %. Das Mißbildungsrisiko steigt mit der Anzahl der Antikonvulsiva an und liegt bei einer Kombination aus 4 Substanzen bei etwa 38%. Bei den Mißbildungen handelt es sich in absteigender Häufigkeit um Lippen-, Kiefer- Gaumenspalten, kardiovaskuläre Mißbildungen, Skelettanomalien, Mißbildungen des ZNS und selten um gastrointestinale bzw. urogenitale Mißbildungen. Unter *Phenytoin* wird gehäuft eine Hypoplasie der Endphalangen beobachtet. Eine Therapie mit *Valproat* oder *Carbamazepin* der Mutter insbesondere im 1. Trimenon der Schwangerschaft ist assoziiert mit einer Zunahme von kongenitalen Neuralrohrdefekten (2 % der Kinder, um das 4–10fache erhöht im Vergleich zur Allgemeinbevölkerung). Daher sollte erwogen werden, Valproat bzw. Carbamazepin *vor* einer geplanten Schwangerschaft gegen ein anderes Präparat mit vergleichbarer Anfallskontrolle auszutauschen. Häufig ist dies jedoch nicht möglich. Zusätzlich sollte – möglichst schon 3 Monate vor Eintritt der Schwangerschhaft – mit der Einnahme von Folsäure (5 mg/Tag) begonnen werden als Prophylaxe einer Spina bifida des Kindes. Nach Eintritt der Schwangerschaft ist eine Umstellung der Medikation in der Regel nicht sinnvoll, da die Organogenese in den ersten 3 Schwangerschaftsmonaten weitgehend abgeschlossen ist. Allerdings sollte auch dann noch die zusätzliche Folsäure-Einnahme erfolgen.

3.5.3 Schwangerschaft

Die Anfallsfrequenz bleibt bei etwa 85 % der Schwangeren unverändert, nimmt bei 5 % ab und bei 10 % zu. Eine individuelle Vorhersage ist nicht möglich. Anfälle der Mutter (auch Grand-mal-Anfälle) gehen nicht mit einer Gefährdung für das Kind einher, es sei denn, es kommt zu Verletzungen im Rahmen von Stürzen. Auch bei einer anfallsbedingten Hypoxie der Mutter ist die Sauerstoffsättigung des Kindes gewährleistet aufgrund der wesentlich höheren O_2-Bindungsfähigkeit des fetalen Hämoglobins. Die antikonvulsive Medikation während der Schwangerschaft soll vor allem die Mutter vor Anfällen, insbesondere vor Grand-mal-Anfällen und -Status, schützen. Darüber hinaus kann es durch Grand-mal-Anfälle

> **Antikonvulsiva und Schwangerschaft**
>
> **Vor** der Schwangerschaft:
> * Umstellung auf Monotherapie (wenn vertretbar).
> * Falls vertretbar, VPA austauschen.
> * Spitzenspiegel vermeiden (insbes. bei VPA) durch Einsatz von
>   - Retard-Präparaten
>   - mehrfachen Tagesdosen
>   - Folsäure 5 mg/die

– insbesondere in den letzten Schwangerschaftsmonaten – zu vorzeitiger Wehen-induktion, Fruchtblasensprung oder Plazentaablösung kommen. In der Regel sinkt während der Schwangerschaft die Serumkonzentration der Antikonvulsiva ab, so daß eine eine leichte Dosiserhöhung in der zweiten Schwangerschaftshälfte erfolgen sollte. Studienergebnisse weisen darauf hin, daß das Mißbildungsrisiko für das Kind durch gleichmäßige Serumkonzentrationen der Antikonvulsiva gesenkt werden könnte. Um Schwankungen insbesondere der Valproinsäure-Serumkonzentrationen zu vermeiden, sollte auf ein Retard-Präparat umgestellt oder die Einnahme auf mehrere Gaben pro Tag verteilt werden.

Bei der Einnahme von enzyminduzierenden Antiepileptika sollte die Mutter zur Blutungsprophylaxe 2–4 Wochen vor dem errechneten Entbindungstermin Vitamin K (20 mg Konakion®/die) einnehmen (insbesondere bei Phenobarbital-Medikation). Dem *Neugeborenen* sollte entsprechend *Vitamin K* (1 mg/kg KG Konakion® i.m.) nach der Geburt appliziert werden.

Grundsätzlich ist auch bei epilepsiekranken Frauen eine natürliche Entbindung möglich, eine Sektion alleine wegen der Epilepsie ist nicht zwingend. Die Entscheidung über die Entbindungsart ist Aufgabe des Gynäkologen, ggf. in Absprache mit einem spezialisierten Epilepsiezentrum.

3.5.4 Wochenbett und Stillen

Im Wochenbett steigen die Serumkonzentrationen der Antikonvulsiva an. Die Medikamentendosis sollte jedoch nur bei Überdosierungserscheinungen entsprechend reduziert werden, da aufgrund des Schlafmangels der Mutter die Anfallsbereitschaft häufig ansteigt.

Antikonvulsiva gehen – wie viele andere Medikamente – in die Muttermilch über. Trotzdem können auch Mütter mit einer antikonvulsiven Therapie ihre Kinder stillen. Lediglich bei Müdigkeit und Trinkschwäche des Kindes sollte abgestillt werden.

3.6 Infertilität

Bei Epilepsie-Patienten wird eine im Vergleich zur Allgemeinbevölkerung verminderte Fertilität beobachtet. Zum Teil ist dies dadurch bedingt, daß Epilepsie-Patienten weniger Partnerschaften bzw. Ehen eingehen. Wesentlicher ist jedoch eine organisch bedingte reduzierte Fertilität, die zum einen auf die Erkrankung selbst, zum anderen auf die antiepileptische Medikation zurückzuführen ist.

3.6.1 Epilepsiebedingte Fertilitätsstörungen

Bei Epilepsie-Patienten werden gehäuft neuroendokrine Funktionsstörungen beobachtet, die zu Hyposexualität und verminderter Libido sowie bei Frauen zu Zyklusstörungen und bei Männern zu Impotenz führen können. Dies tritt bei idiopathischen, primär generalisierten Epilepsien seltener auf als bei fokalen Epilepsien. Insbesondere bei Temporallappenepilepsie sind endokrine Störungen häufig. Vermutlich über Verbindungen zwischen dem limbischen System und dem Hypothalamus kommt es zu Störungen der Regelkreise zwischen Gonadotropinfreisetzenden Hormonen (GnRH, Hypothalamus), den Gonadotropinen (LH und FSH, Hypophyse) und den Sexualhormonen (Östrogene/Androgene und Progesteron). Hierbei scheinen insbesondere Veränderungen der pulsatilen LH-Ausschüttung zu Störungen zu führen, wobei bei Frauen ein hypogonadotroper Hypogonadismus (assoziiert mit verminderter LH-Pulsatilität und rechts temporaler Epilesie) sowie das Syndrom der polyzystischen Ovarien (assoziiert mit übersteigerter LH-Pulsatilität und links temporaler Epilesie) auftreten. Bei beiden Störungen kommt es zu Zyklusstörungen mit anovulatorischen Zyklen. Das Syndrom der polyzystischen Ovarien (PCOS) ist charakterisiert durch eine vermehrte Androgensekretion der ovariellen Thekazellen infolge einer übersteigerten Stimulation durch LH, einer reduzierten FSH-Ausschüttung und einer daraus resultierenden Störung der Follikelreifung (bei hohen Androgenspiegeln).
Bei Männern mit Temporallappen-Epilepsie werden vergleichbare endokrine Störungen beobachtet, wobei es bei verminderter Ausschüttung von LH in der Hypo-

physe zur Entwicklung eines hypogonadotropen Hypogonadismus kommt, während sich bei einer Störung der gonadalen Androgenproduktion über die reaktiv hohen LH-Spiegel ein hypergonadotroper Hypogonadismus ausbildet. Beide Störungen können über verminderte Androgenspiegel zu Libido- und Erektionsstörungen führen.

3.6.2 Antikonvulsivabedingte Fertilitätsstörungen

Enzyminduzierende Antiepiletika führen über eine vermehrte Synthese des Sexualhormon-bindenden Globulins (in der Leber) zu einer Verminderung der freien – und damit wirksamen – Anteile der Sexualhormone. Darüber hinaus wird unter Carbamazepin eine verminderte LH-Sekretion beobachtet. Unter Valproinsäure kommt es im Gegensatz dazu zu erhöhten Androgenspiegeln (vermutlich über eine Inhibition der Umwandlung von Testosteron zu Östrogen) und zu einem vermehrtem Auftreten von polyzystischen Ovarien bei Frauen. Bei Männern werden darüber hinaus Störungen der Spermatozoonbildung unter enzyminduzierenden Substanzen – vermutlich über eine Verminderung des freien Testosteron – beschrieben.

3.6.3 Therapeutische Ansätze zur Behandlung der endokrinen Dysfunktion

Zur Behandlung der durch die Epilespie verursachten neuroendokrinen Störungen gibt es bislang keine allgemein verbindlichen Richtlinien.
Bei Frauen mit PCOS erscheint eine Suppression der ovariellen Androgenproduktion (z.B. durch orale Kontrazeptiva zur Senkung der LH-Ausschüttung oder durch synthetische GnRH-Analoga) oder eine Erhöhung der FSH-Freisetzung (z.B. durch Clomifen oder GnRH-Analoga in pulsatiler Form) erfolgversprechend. Unter der Behandlung mit dem Östrogenantagonisten Clomifen wurde neben der Induktion von Ovulationen auch eine Senkung der Anfallsfrequenz durch Senkung der Östrogenspiegel und Erhöhung der Progesteronspiegel beobachtet.
Bei Männern mit endokriner Dysfunktion wird die Gabe von Testosteron, ggf. in Kombination mit dem Aromatase-Hemmer Testolacton (zur Verhinderung des Abbaus von Testosteron zu Östrogen), oder der Einsatz von Clomifen empfohlen.

3.7 Reisen

Unter normalen Flugbedingungen ist nicht mit einer erhöhten Anfallsgefährdung zu rechnen. Allerdings kann es bei Interkontinentalflügen mit Verschiebung des *Schlaf-Wach-Rhythmus* zu einer erhöhten Anfallsneigung kommen infolge des *Schlafdefizites* und infolge von *Spiegelschwankungen* durch veränderte Medikamenteneinnahme. Clobazam oder Diazepam können zur prophylaktischen Intervalltherapie benutzt werden. Die Fluggesellschaften erbitten sich häufig Informationen über Erkrankungen ihrer Fluggäste, insbesondere bei Epilepsie.

Vorsichtsmaßregeln bei längeren Flugreisen

unbedenklich	*problematisch*
seltene Anfälle,	häufige Anfälle,
keine Grand mal	Grand mal
	- informierte Begleitperson
	- Notfallmedikation (z.B. Diazepam-Tropfen)

3.8 Impfungen

Schutzimpfungen mit modernen Impfstoffen können auch bei Epilepsie-Patienten in der Regel durchgeführt werden.

Unbedenkliche Impfungen

Tuberkulose (BCG)	Tetanus	Poliomyelitis
Masern	Röteln	Mumps
Grippe	Diphtherie	FSME
Hepatitis B	Parathyphus (per os)	Typhus (per os)

problematische Impfungen

Pertussis
Cholera

Hinsichtlich der *Malariaprophylaxe* ist zu beachten, daß prinzipiell alle handelsüblichen Präparate die Anfallsbereitschaft erhöhen können. Zur Prophylaxe sollte – wenn möglich – Mefloquin und zur Therapie Pyrimethamin eingesetzt werden. Chloroquin als Malariaprophylaxe gilt bei Epilepsie-Patienten als kontraindiziert, der Einsatz ist aber in Resistenzgebieten u.U. erforderlich.

3.9 Ausbildung und Beruf

Unabhängig von den Anfällen richtet sich die Berufswahl – wie bei Gesunden auch – in erster Linie nach Leistungsfähigkeit und Persönlichkeitsstruktur. Bei mehrjährig anfallsfreien Patienten, auch wenn sie eine regelmäßige antikonvulsive Medikation benötigen, bestehen *keine Einschränkungen* der Berufswahl. Bei nicht anfallsfreien Patienten gilt, daß das Anfallsleiden dem Arbeitgeber mitzuteilen ist. Berufe mit erhöhter Unfallgefahr (Dachdecker, Arbeit auf Gerüsten oder an ungeschützten Maschinen oder mit gefährlichen Substanzen) sollten gemieden werden. Ein generelles Verbot besteht jedoch nicht, im Einzelfall sind in Absprache mit dem Arbeitgeber die Risikobereitschaft des Betroffenen und versicherungsrechtliche Fragen abzuwägen. Auch Berufe mit Publikumsverkehr können – je nach Anfallstyp – ungeeignet sein. Keine Probleme bestehen bei Bürotätigkeiten. Bei handwerklichen Berufen ist darauf zu achten, daß Schutzvorrichtungen an den Maschinen mögliche Verletzungen im Anfall weitgehend ausschließen.

3.10 Autofahren

Grundsätzlich gilt, daß Personen, die an Anfällen mit Bewußtseinsstörung leiden (unabhängig von der Anfallsursache), nicht selbständig ein Kraftfahrzeug führen dürfen. Die Richtlinien für die Kraftfahrzeug-Tauglichkeit sind in dem *Gutachten „Krankheit und Kraftverkehr"* des Bundesministeriums für Verkehr 1996 veröffentlicht. Um selbständig ein Kraftfahrzeug der Klasse 1, 3, 4 oder 5 zum privaten Gebrauch im öffentlichen Straßenverkehr führen zu dürfen, muß bei dem Epilepsie-Patienten eine mindestens 2jährige Anfallsfreiheit bestehen. Dies ist unabhängig von der Frage, ob ein Patient eine antikonvulsive Medikation einnimmt oder nicht. Allerdings ist erforderlich, daß unter der antikonvulsiven Medikation keine Beeinträchtigung der Aufmerksamkeit besteht.
Grundsätzlich dürfen Epilepsie-Patienten keine Fahrzeuge zur Personenbeförde-

> **Kraftfahrzeug-Tauglichkeit**
>
> Anfallsfreiheit
> - bei Epilepsie: mind. 2 Jahre
> - nach *Epilepsiechirurgie:* 1 Jahr
> - bei *provozierten* Anfällen: 6 Monate
>
> regelmäßige Verlaufsuntersuchungen

rung und keine Lkws zum Gütertransport führen, auch wenn jahrelange Anfallsfreiheit besteht.

Aufgrund der Rechtslage empfiehlt es sich, in der Krankenakte die Aufklärung über das Fahrverbot schriftlich zu dokumentieren.

Erfüllt ein Patient die Bedingungen für das selbstständige Führen von Kraftfahrzeugen, so ist ein fachärztliches Gutachten für das Straßenverkehrsamt erforderlich, um den Führerschein zu erhalten.

3.11 Sport

Sportliche Aktivität ist für die Mehrzahl der Epilepsie-Patienten allgemein gesundheitsförderlich. Mit einer erhöhten Anfallsneigung durch die anstrengungsbedingte Hyperventilation ist in der Regel nicht zu rechnen, da es beim Sport nicht zu einer Verschiebung des pH-Wertes und der Ca^{++}-Bindung kommt, wie das bei der Hyperventilation in Ruhe der Fall ist. Voraussetzung ist, daß die individuelle Leistungsgrenze (aerobe Glykolyse) nicht überschritten wird. Allerdings sollten Sportarten mit erhöhter Unfallgefahr (Wassersport, Fliegen, Fallschirmspringen, Bergklettern u. a.) gemieden werden. In besonderen Fällen kann u.U. durch spezielle Schutzmaßnahmen bzw. sorgfältige Aufsicht das Risiko gemindert werden.

4. Notfallbehandlung

Bei einem akut auftretenden Anfall besteht die Aufgabe des erstversorgenden Arztes darin, den Patienten vor Verletzungen zu schützen und eine adäquate Therapie einzuleiten. Voraussetzung für die Therapie ist die differentialdiagnostische Einordnung des Anfalls. Soweit dies in der Akutsituation möglich ist, sollten eine genaue Anfallsbeobachtung sowie die anamnestische Eruierung von auslösenden Faktoren (z.B. interkurrierende Erkrankungen, vergessene Medikamenteneinnahme) erfolgen.

4.1 Unkomplizierter Grand mal

Ein einzelner Grand mal ist keine Notfallsituation im eigentlichen Sinne und erfordert zunächst keine medikamentösen Maßnahmen durch den Notarzt, da die tonisch-klonische Phase spätestens nach 2 Minuten spontan endet. Wesentlich bei einem einmaligen Grand mal ist der *Schutz vor Verletzungen* durch den Sturz bzw. die rhythmischen Kloni. Nach Abklingen der motorischen Entäußerungen ist der Patient in der Regel noch bewußtseinsgetrübt, so daß eine stabile Seitenlagerung zur *Freihaltung der Atemwege* sinnvoll ist. Die Anfallsdurchbrechung (z.B. durch Benzodiazepine) ist ein meist vergeblicher Versuch, da der Anfall endet, bevor das Medikament appliziert ist. Wenn die tonisch-klonische Phase allerdings länger als 2 Minuten dauert, ist die Gabe von Benzodiazepinen i.v. oder rektal (nicht i.m. wegen verzögerter Resorption!) erforderlich.

Maßnahmen bei unkompliziertem Grand mal	sinnlose/gefährliche Maßnahmen
Schutz vor Verletzungen, Freihalten der Atemwege, (evtl. intravenöser Zugang)	Beißkeil, gewaltsames Festhalten, Intubation und Beatmung

Der Patient sollte bis zur vollständigen Reorientierung unter Aufsicht bleiben. Bei einem unbekannten Patienten und fehlenden anamnestischen Angaben empfiehlt sich eine Einweisung in eine Klinik zur *stationären Überwachung* und Klärung der Anfallsursache. Bei Patienten mit einer bekannten Epilepsie kann ggf. auf eine Klinikeinweisung verzichtet werden, wenn eine ausreichende und kompetente Überwachung (z.B. durch Angehörige) gewährleistet ist.

4.2 Serie von Grand-mal-Anfällen und Grand-mal-Status

Ein Grand-mal-Status liegt definitionsgemäß dann vor, wenn ein Patient mit einer Anfallsserie zwischen den Anfällen nicht mehr voll zu Bewußtsein kommt bzw. wenn ein Grand-mal-Anfall länger als 30 Minuten andauert. So lange darf jedoch keinesfalls mit dem Beginn der Therapie gewartet werden. Wenn die tonisch-klonische Phase länger als 2 Minuten dauert, ist die Therapie mit Gabe von Benzodiazepinen und ggf. Phenytoin, alternativ Phenobarbital einzuleiten. Ein Grand-mal-Status ist eine lebensbedrohliche Situation und erfordert eine intensivmedizinische Betreuung.

Aufgabe des erstbetreuenden Arztes ist es, die Therapie zu beginnen und fremdanamnestisch Angaben über Vorerkrankungen, Vorliegen einer bekannten Epilepsie, antikonvulsive Medikation und Auslösefaktoren des Anfallsstatus in Erfahrung zu bringen.

Der Vorteil der Kombination von Benzodiazepinen und Phenytoin liegt darin, daß Benzodiazepine einen schnellen Wirkeintritt haben (innerhalb von Minuten), während von Phenytoin 20 Minuten nach Injektion mit einem Wirkungsbeginn gerechnet werden kann, d.h. in einer Phase, in der die Wirkung der Benzodiazepine bereits wieder nachläßt. Phenytoin hat keine atemdepressive Wirkung. Eine Alternative zu den Benzodiazepinen besteht in der Gabe von *Phenobarbital* (auch schon zu Beginn der Statustherapie). Bei hohen Dosen von Benzodiazepinen bzw. Phenobarbital (insbesondere bei der Kombination beider Substanzen) muß mit einer – u.U. intubationspflichtigen – Atemdepression gerechnet werden.

Notfallbehandlung

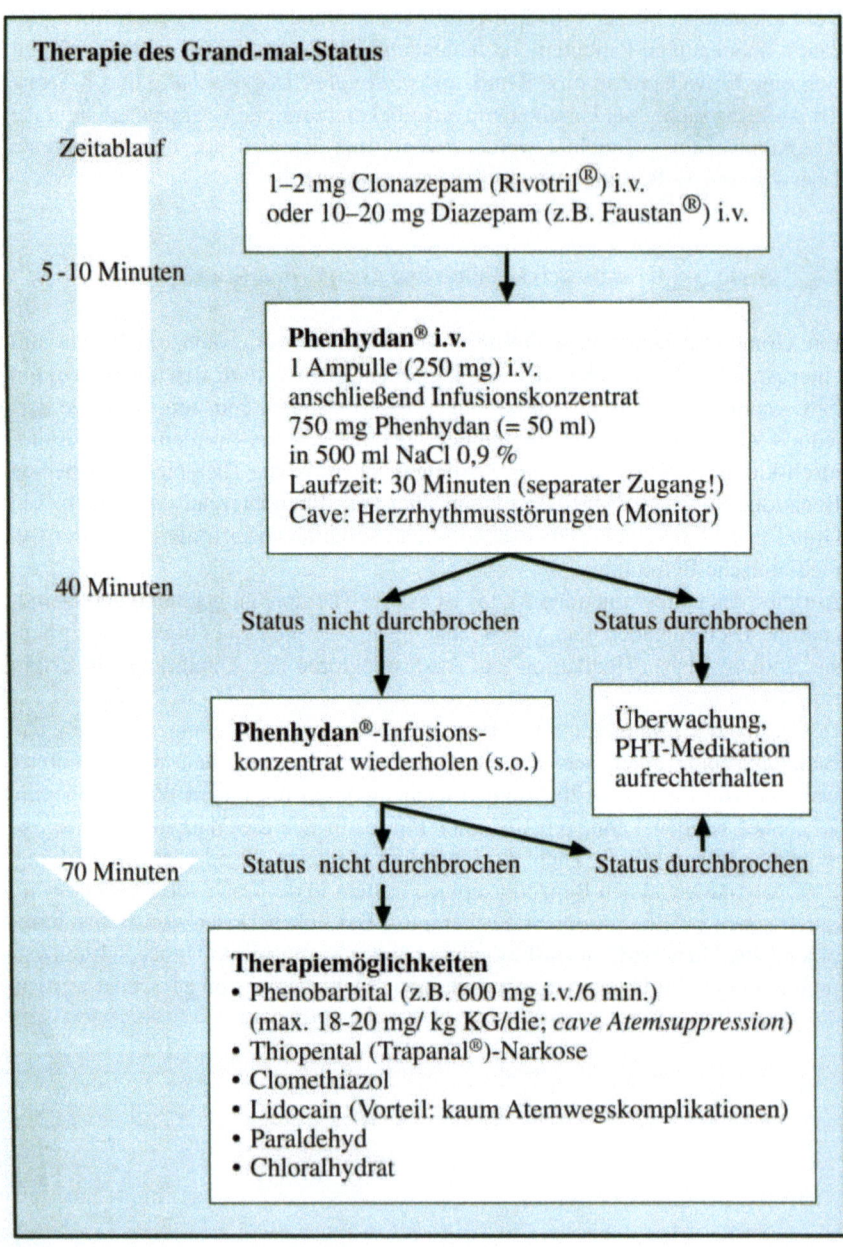

Therapie des Grand-mal-Status

Zeitablauf

5-10 Minuten

1–2 mg Clonazepam (Rivotril®) i.v.
oder 10–20 mg Diazepam (z.B. Faustan®) i.v.

Phenhydan® i.v.
1 Ampulle (250 mg) i.v.
anschließend Infusionskonzentrat
750 mg Phenhydan (= 50 ml)
in 500 ml NaCl 0,9 %
Laufzeit: 30 Minuten (separater Zugang!)
Cave: Herzrhythmusstörungen (Monitor)

40 Minuten

Status nicht durchbrochen — Status durchbrochen

Phenhydan®-Infusions-konzentrat wiederholen (s.o.)

Überwachung, PHT-Medikation aufrechterhalten

70 Minuten

Status nicht durchbrochen — Status durchbrochen

Therapiemöglichkeiten
- Phenobarbital (z.B. 600 mg i.v./6 min.)
  (max. 18-20 mg/ kg KG/die; *cave Atemsuppression*)
- Thiopental (Trapanal®)-Narkose
- Clomethiazol
- Lidocain (Vorteil: kaum Atemwegskomplikationen)
- Paraldehyd
- Chloralhydrat

5. Hilfreiche Adressen

Informationszentrum für Epilepsie (IZE)
Prof. H.-J. Schwager
Herforder Str. 5-7
33602 Bielefeld
Tel 0521/124117 (9-12 Uhr)

Deutsche Sektion der Internationalen Liga gegen Epilepsie (ärztliche Vereinigung)
Geschäftsstelle: Frau Gehle
Herforder Str. 5-7
33602 Bielefeld
Tel 0521/124192

Deutsche Epilepsievereinigung e.V.
(Interessenvertretung Betroffener)
Geschäftsstelle: Klaus Göcke
Zillestr. 102
10585 Berlin
Tel: 030/3414414

Zeitschrift „einfälle"
Hrsg.: Selbsthilfegruppen von Anfallskranken e.V.
Renate Schultner
Zillestr. 102
10585 Berlin
Tel 030/3414252

Stiftung Michael (Private Stiftung)
Dr. Helmut Reith
Münzkamp 5
22339 Hamburg
Tel 040/5388540

6. Weiterführende Literatur

DOOSE H. Epilepsien im Kindes- und Jugendlichenalter. Desitin: Hamburg 1989.

JANZ D. Die Epilepsien – Spezielle Pathologie und Therapie. Thieme: Stuttgart 1969.

LAIDLAW J, RICHENS A, OXLEY J (eds.). A Textbook of Epilepsy. 3. Aufl. Churchill Livingstone: Edingborough, London, Melbourne, New York 1988.

LEVY RH, MATTSON RH, MELDRUM BS (eds.). Antiepileptic Drugs. 6. Aufl. Raven Press: New York 1995.

MATTHES A, SCHNEBLE HJ. Epilepsien – Diagnostik und Therapie für Klinik und Praxis. 5. Aufl. Thieme: Stuttgart 1992.

RESOR SR, KUTT H (eds.). The Medical Treatment of Epilepsy. Marcell Dekker: New York 1992.

SCHMIDT D. Epilepsien und epileptische Anfälle. 2. Aufl. Thieme: Stuttgart 1992.

STEFAN H. Epilepsien – Diagnose und Behandlung. Reihe: Praktische Neurologie. 2. Aufl. Edition Medizin VCH: Weinheim 1995.

WYLLIE E (ed.). The Treatment of Epilepsy. Lea and Felbinger: Philadelphia 1993.

A

Absence-Epilepsie (Pyknolepsie) 15
Absencen 11
Anämie 23
Anfall, atonisch-astatischer 12
– einfach-partieller 10
– komplex-partieller 11
– myoklonisch-astatischer 12
– myoklonisch-impulsiver 11
– psychogener 8
– tonischer 12
– unprovozierter 17
Anfallsform 10
Arzneimittelexanthem 20
Auren 10
Auto 40

B

Blitz-Nick-Salaam-Anfall (BNS) 12

C

CK 8
Compliance 17

D

Diazepam 18
Durchfall 29

E

EEG 13
Eiweißbindung 24
Empfängnisverhütung 34
Enzyminduktion 24
Enzyminhibition 24
Epilepsie, idiopathische 14
– kryptogene 14
– symptomatische 13
Erblichkeit 34
Erbrechen 29
ESES 15

F

Fertilitätsstörungen 37, 38
Flugreisen 39
Führerschein 41

G

Gelegenheitsanfall 17
Gerinnungsstatus 33
Grand mal 11
Grand-mal-Status 43
Grundkrankheit 17

H

Hepatopathie 23
Hyposexualität 37

Stichwortverzeichnis

I

Impfungen 39
Impotenz 37
Infekte, fieberhafte 29
Infekte, gastrointestinale 29

J

juvenile Absence-Epilepsie 16
juvenile myoklonische Epilepsie (JME) 16

K

Kinderwunsch 34
Klassifikation 10
Kleinhirnatrophie 21
Kontrazeption 33

L

Landau-Kleffner-Syndrom 15
Lennox-Gastaut-Syndrom 15

M

Malariaprophylaxe 40
Migräne 8
Mißbildungsrisiko 34

N

Nebenwirkungen 21
Neugeborenenkrämpfe 14

O

Operation 32
Ovarien, polyzystische 37

P

progressive Myoklonus-Epilepsie (PME) 16
Prolaktin 8

R

Rezidivrisiko 28
Rolando-Epilepsie 16

S

Schwangerschaft 35
Semiologie 10
Sport 41
Stillen 36
Synkopen 8

U

Unfallgefahr 40, 41

W

West-Syndrom 15

Z

Zyklusstörungen 37

MIX
Papier aus verantwortungsvollen Quellen
Paper from responsible sources
FSC® C105338

If you have any concerns about our products,
you can contact us on
ProductSafety@springernature.com

In case Publisher is established outside the EU,
the EU authorized representative is:
Springer Nature Customer Service Center GmbH
Europaplatz 3, 69115 Heidelberg, Germany

Printed by Libri Plureos GmbH
in Hamburg, Germany